CONSIDÉRATIONS

SUR LES

ANÉVRYSMES EXTERNES DE LA TÊTE

ET SUR

LEUR TRAITEMENT

PAR

Georges DE SCHUTTELAERE

DOCTEUR EN MÉDECINE DE LA FACULTÉ DE PARIS

Médecin-stagiaire à l'École du Val-de-Grâce

PARIS

ALPHONSE DERENNE

52, Boulevard Saint-Michel, 52

1881

CONSIDÉRATIONS

SUR LES

ANÉVRYSMES EXTERNES DE LA TÊTE

ET SUR

LEUR TRAITEMENT

PAR

Georges DE SCHUTTELAERE

DOCTEUR EN MÉDECINE DE LA FACULTÉ DE PARIS

Médecin-stagiaire à l'École du Val-de-Grâce

PARIS

ALPHONSE DERENNE

52, Boulevard Saint-Michel, 52

1881

CONSIDÉRATIONS

SUR LES

ANÉVRYSMES EXTERNES DE LA TÊTE

ET SUR LEUR TRAITEMENT

La question des anévrysmes est assurément une de celles qui ont excité au plus haut point l'intérêt des chirurgiens de tous les temps ; depuis les beaux travaux de Broca, elle n'a pas cessé d'être à l'ordre du jour. Mais on s'est particulièrement attaché, et comment aurait-il pu en être autrement, à l'étude de certaines classes d'anévrysmes, de celles auxquelles se rapportent les cas les plus graves et les plus fréquents : les recueils scientifiques sont remplis d'observations de tumeurs anévrysmales développées dans le thorax ou sur les membres. Il est pourtant d'autres sièges et l'on en a rencontrés, croyons-nous, sur tous les endroits du corps.

Nous ne parlerons ici que des anévrysmes de la tête : et encore laisserons-nous de côté ceux qui se développent dans l'intérieur de la boîte crânienne, ou dans une des cavités de la face, dont la pathologie présente à tous les points de vue des caractères spéciaux. Nous n'entendons pas davantage parler de ces dilatations artérielles, que l'on rencontre fréquemment au cuir chevelu, connues sous le nom d'anévrysmes circoïdes. Les anévrysmes artériels et artérioso-veineux développés au dehors de la tête feront donc l'objet de cette thèse.

Nous n'avons pas la prétention de faire ici une monographie : nous voulons seulement réunir un certain nombre de documents se rapportant à la question, et en tirer quelques conclusions, particulièrement au point de vue du traitement. Si plus tard les auteurs de traités didactiques peuvent tirer quelque fruit de la lecture de ce travail, notre but aura été atteint.

Qu'il nous soit permis d'exprimer nos vifs remerciements à M. le professeur agrégé Desprès qui nous a indiqué le sujet de cette thèse.

DIVISION DU SUJET

Voici l'ordre que nous suivrons :

Nous exposerons d'abord brièvement *l'historique* de la question.

Puis, après avoir rappelé en peu de mots la *disposition anatomique* des vaisseaux extérieurs de la tête, nous présenterons un groupe *d'observations* se rapportant à des anévrysmes développés sur eux.

Nous en déduirons la *pathologie* de l'affection.

Et nous terminerons, en recherchant quel est, parmi les divers modes de *traitement* mis en usage, celui qu'elle nous semble réclamer de préférence.

I. — HISTORIQUE

Dans la « collection de Lauth : *Scriptorum latinorum de anevrysmatibus collectio* » éditée à Strasbourg en 1785, on ne trouve rapporté aucun cas d'anévrysme externe de la tête.

Dans un ouvrage anglais publié à Londres en 1844 par John Erichson : « Observations d'anévrysmes choisies dans les ouvrages des principaux auteurs ayant écrit sur cette maladie depuis les périodes les plus reculées jusqu'à la fin du siècle dernier », nous voyons qu'au xvie siècle Aetius a dit que les anévrysmes pouvaient se rencontrer à la tête. On y lit encore dans les cas d'anévrysmes du Dr Donald Monro (1760) la phrase suivante : « Th. Bouh rapporte un cas de grand anévrysme faux, à la fois diffus et enkysté, qui succéda à un coup sur le côté gauche de la tête et fut guéri par l'ouverture du sac et la ligature des vaisseaux déchirés. J'en ai vu moi-même, un sur la tempe, qui fut guéri de la même façon. »

Voilà, croyons-nous, les premiers exemples relatés de l'affection qui nous occupe. Consultons maintenant les ouvrages contemporains.

Boyer, dans son « Traité des maladies chirurgicales », nous dit que l'anévrysme de l'artère labiale n'a pas encore été observé ; celui de l'artère temporale est rare, celui de l'occipitale plus rare encore ; il en a vu un sur l'auriculaire postérieure, et en cite un autre développé dans la conque de l'oreille. Pour ce qui est du traitement, il ne se prononce pas franchement, n'ayant pas d'éléments suffisants.

Chassaignac, dans sa thèse de concours de 1848 sur les tumeurs de la voûte du crâne, consacre un chapitre aux anévrysmes des artères de cette voûte. Avec lui, la question fait un grand pas : un certain nombre de cas se rapportant aux artères temporales et frontales sont réunis ; mais les premiers sont presque tous consécutifs à l'opération de l'artériotomie et extraits des recueils anglais. Les anévrysmes de la face ne rentraient pas dans le cadre de l'ouvrage.

C'est dans le *Compendium de chirurgie* (1851) qu'on trouve pour la première fois une description dogmatique des anévrysmes de l'artère temporale, avec la discussion des différents modes de traitements employés ; les auteurs mentionnent également des tumeurs anévrysmales dévelop- pées sur les artères frontales, auriculaire postérieure et occipitale ; mais des anévrysmes de la face, il n'en est pas question.

Broca, dans son « Traité des anévrysmes », consacre une page au traitement de ceux qui se rencontrent sur les bran- ches de la carotide externe ; ils peuvent, dit-il, être divisés en deux catégories : ceux qui occupent la face et la partie supérieure du cou, d'une part, et de l'autre ceux qui sont situés sur le trajet de l'une des artères du cuir chevelu ; à propos des premiers, la manière dont l'auteur s'exprime nous montre clairement qu'il n'a pas une grande expé- rience personnelle de ces cas particuliers de l'affection qui fait le sujet de son ouvrage, et que les anévrysmes de la portion faciale des artères en question lui sont à peu près étrangers : « Je pense même que si la tumeur occupait la faciale ou la linguale à quelque distance de leur origine, on devrait se contenter de lier ces artères en deçà de la tumeur. » C'est sous la même forme dubitative que Broca parle des anévrysmes de la deuxième classe : « Dans les cas de ce genre, je commencerais par une application de perchlorure de fer, faite suivant la méthode endermique ; si cela ne réussissait pas, j'introduirais le perchlorure dans le sac. » Il semble que l'auteur s'appuie non sur des observations, mais sur des données théoriques ou anatomiques.

Le *Traité de pathologie chirurgicale* de Nélaton est muet sur l'affection qui nous occupe.

Le traité plus récent de MM. Follin et Duplay renferme un article consacré aux anévrysmes des artères extérieures du crâne ; il cite huit cas observés, et reproduit les idées de Broca sur leur traitement. Dans le paragraphe suivant, M. Follin cite trois cas d'anévrysmes de la faciale et de ses branches ; c'est plutôt un résumé d'observations qu'un exposé dogmatique.

Dans le « *Dictionnaire encyclopédique des sciences médicales* », M. Servier, à l'article *Face*, nous dit que les anévrysmes de cette région sont fort rares et se contente de donner une observation personnelle d'un cas de tumeur de l'artère frontale.

A l'article *Crâne*, aucune mention n'est faite d'anévrysmes artériels.

Le « *Nouveau Dictionnaire de médecine et de chirurgie pratique* » ne nous a offert aucun renseignement.

Il ressort de ces quelques considérations historiques que la question des anévrysmes externes de la tête a été négligée par les uns, signalée seulement ou traitée en partie par les autres ; c'est qu'en effet la rareté des observations, surtout en ce qui concerne certaines branches, s'est opposée à un exposé complet de l'affection, et a empêché de s'arrêter définitivement à un mode de traitement. En groupant ici les documents épars dans les divers recueils scientifiques, et particulièrement ceux qui sont fournis par les dernières années, nous espérons faire avancer d'un pas la question, et contribuer à l'établissement de sa pathologie.

II. — ANATOMIE

Les artères qui irriguent les téguments de la tête proviennent de la carotide externe et de l'ophtalmique. La première fournit la faciale, l'occipitale, l'auriculaire postérieure et la temporale superficielle ; la dernière donne la nasale, les deux frontales et les palpébrales.

Rappelons en peu de mots la situation et les rapports des principaux troncs.

La faciale arrivée au bord inférieur du maxillaire se réfléchit au niveau du bord antérieur du masséter, et se dirige vers l'angle des lèvres, recouverte par le peaucier et la peau et reposant sur le buccinateur. Arrivée à la commissure labiale, l'artère devient ascendante pour gagner l'angle interne de l'œil où elle s'anastomose avec la nasale : elle est sous-cutanée dans cette dernière partie. La faciale fournit la coronaire labiale inférieure, placée à la face profonde de la lèvre et recouverte par les muscles triangulaire et orbiculaire; et la coronaire labiale supérieure, un peu plus volumineuse, qui chemine très rapprochée de la muqueuse. Chacune des coronaires s'anastomose sur la ligne médiane avec sa congénère du côté opposé, l'artère de la sous-cloison part de l'arcade supérieure.

L'occipitale, au niveau du sommet de l'apophyse mastoïde, est située sous le splénius et repose sur les muscles profonds ; son trajet est horizontal ; arrivée au bord postérieur du splénius, elle s'infléchit à angle droit et devient sous-cutanée : sa branche supérieure donne de nombreux rameaux qui communiquent avec ceux du côté opposé et avec les divisions de la temporale superficielle, tandis que par sa branche inférieure elle s'anastomose avec l'auriculaire postérieure.

L'auriculaire postérieure est logée dans le sillon auriculo-mastoïdien et devient bien vite superficielle ; elle est alors appliquée sur la partie mastoïdienne du temporal, sur lequel elle se partage en : rameau inférieur qui s'anastomose avec l'occipitale et la temporale superficielle, et rameau auriculaire destiné au pavillon de l'oreille : une branche se distribue à sa face interne, l'autre se ramifie dans la rainure située entre l'hélix et l'anthélix.

L'artère temporale superficielle placée dans l'intervalle compris entre l'articulation temporo-maxillaire et le conduit auditif externe, devient superficielle au niveau de l'arcade zygomatique et chemine entre la couche sous-cutanée et l'aponévrose temporale. Elle se divise bientôt en deux branches : la frontale, visible sous la peau, s'anastomose avec ses congénères et les branches de l'ophtalmique, fournissant quelques ramuscules à la paupière supérieure ; la branche postérieure se répand en divisions nombreuses dans la région pariétale. La voûte crânienne est ainsi sectionnée par les anastomoses entre les artères occipitale, temporale, et frontale, auxquelles on peut joindre l'auriculaire. La temporale superficielle fournit : la transversale de la face qui suit le bord supérieur du canal de Sténon pour s'anastomoser avec la faciale ; des rameaux auriculaires antérieurs ; et la temporale moyenne qui la réunit à travers l'aponévrose avec les temporales profondes.

La sus-orbitaire, ou frontale externe, arrivée au trou sus-orbitaire, se recourbe sur le front, pour s'anastomoser avec la frontale interne et la temporale superficielle.

Les deux palpébrales naissent au niveau de la poulie de réflexion du grand oblique : l'inférieure se porte derrière le tendon de l'orbiculaire, et se ramifie dans la paupière inférieure en s'anastomosant avec la faciale et la sous-orbitaire ; la supérieure passe au-dessus du même tendon et se distribue à la paupière supérieure en communiquant avec un rameau de la temporale superficielle.

La nasale, née au même niveau, passe au-dessus du tendon de l'orbiculaire, et s'anastomose à plein canal avec la terminaison de la faciale ; tandis que la frontale interne remonte obliquement sur le front, et s'anastomose, comme il a été dit plus haut.

Un mot seulement sur les veines de la région :

La veine temporale suit l'artère temporale superficielle, communiquant par ses branches antérieures avec la préparate, par ses branches postérieures avec l'occipitale ; ses rameaux suivent les divisions de l'artère.

La veine faciale naît sur le sommet du front sous le

nom de veine préparate, et suit les divisions de l'artère frontale ; au niveau de la racine du nez, elle forme une arcade avec celle du côté opposé ; elle reçoit la veine sous-orbitaire, qui longe l'arcade sourcilière, et communique à plein canal avec la veine ophtalmique. La veine préparate se continue le long du sillon du nez, sous le nom de veine angulaire, recevant la veine palpébrale inférieure ; puis elle devient la veine faciale proprement dite qui suit l'artère.

La veine auriculaire postérieure suit l'artère du même nom.

Il en est de même de la veine occipitale qui se jette dans la jugulaire interne, tandis que les autres troncs veineux sont tributaires de la jugulaire externe.

En résumé, le caractère le plus remarquable fourni par l'anatomie est l'abondance des branches artérielles dans la région occipito-frontale ; les téguments de la voûte du crâne sont transformés en un lacis inextricable de vaisseaux. Une autre particularité que nous offrent ces artères, est d'être sous-cutanées, ce qui explique la facilité avec laquelle elles sont contuses ou blessées. Ajoutons que l'adhérence des parois artérielles à la couche sous-cutanée empêche les vaisseaux de se rétracter et les force à rester béants à la coupe ; l'hémostase est ainsi rendue plus difficile.

III. — OBSERVATIONS

Nous suivrons dans l'exposé de ces observations l'ordre anatomique et nous commencerons par les cas qui se rapportent à l'artère faciale et à ses branches. Disons de suite que ces cas sont fort rares, et que, malgré des recherches actives, nous n'avons pu en trouver que trois exemples ; et encore, la première observation n'est-elle pas concluante, vu l'incertitude du diagnostic.

OBSERVATION I

Anévrysme de la faciale. Cas de M. Lussana (Gazette hebdomadaire
1854, tome I, p. 480, extraite d'un journal italien.)

Maria Gelmi, âgée de 22 ans, a depuis longtemps dans la joue gauche une tumeur fluctuante, molle, ovoïde, du volume d'une grosse noix. On s'est assuré, dit M. Lussana, de sa nature anévrysmale, en y faisant une ponction très étroite qui donna issue à un fort jet de sang rutilant. En janvier 1854, M. Lussana fit avec une lancette sur la partie buccale de la tumeur, une piqûre large de 3 millimètres, par où sortit du sang rutilant, artériel. Aussitôt il y injecta huit à dix gouttes d'acétate ferrique pur ; puis, ayant retiré la seringue, il tint le doigt appliqué une minute sur l'ouverture. Il ne s'écoula plus de sang. La tumeur devint en moins d'une minute solide et dure, et un peu plus grosse. La malade n'avait souffert qu'au moment de la piqûre. Il ne survint pas d'inflammation. La tumeur resta dure, et ne s'entoura que d'un peu d'œdème que se dissipa en une semaine. Elle alla ensuite en diminuant. Au bout de dix jours, une ponction exploratrice, faite dans son épaisseur, rencontra une résistance considérable et ne fournit pas de sang. Le 8 février elle n'avait plus que le volume d'une aveline et paraissait à peine.

Le traducteur émet des doutes sur la nature de la tumeur, dont la description n'éclaire pas suffisamment le lecteur, peut-être n'était-ce qu'une tumeur érectile.

Observation II

Anévrysme de la coronaire labiale inférieure. — Cas de M. Boinet.
(Bulletin de thérapeutique médico-chirurgicale 1859, p. 236).

M. Boinet a cité comme preuve de l'efficacité de la compression digitale le fait suivant qui, le touchant personnellement, et, à ce titre, observé d'aussi près que possible par l'habile chirurgien, mérite d'être compté au nombre des arguments les plus convaincants. Lorsque pour la première fois il fut question à la Société de chirurgie de la compression digitale appliquée à la cure des anévrysmes, dit M. Boinet, je déclarai que j'étais affecté depuis 1844 d'une tumeur anévrysmale à l'origine de l'artère coronaire labiale inférieure. De temps en temps, la tumeur devenait le siège de douleurs; je les faisais bientôt cesser en exerçant sur le sac, et par l'extérieur, une pression directe pendant une demi-heure avec la pulpe d'un doigt :

Ces manœuvres, répétées à des temps très irréguliers, arrêtèrent l'accroissement de la tumeur, et la firent même légèrement diminuer. Lorsque les règles de la compression digitale furent posées, je songeai à essayer une cure radicale ; pour cela je fis des séances de compression plus fréquentes et plus régulières. Chaque fois que j'étais à mon bureau ou en voiture, j'appliquais la pulpe du pouce en dehors de la tumeur, c'est-à-dire sur l'artère faciale elle-même, qui se trouvait ainsi pressée sur la face externe de l'os maxillaire.

Chaque séance durait environ une demi-heure ; elle était répétée plusieurs fois dans la journée. Au bout des deux mois environ, la guérison était complète, et dans la région occupée par l'ancienne tumeur, on ne constate plus aujourd'hui qu'un peu d'empâtement. A l'époque de son plus grand développement, la tumeur aplatie égalait en volume la moitié d'une noix ordinaire ; elle occupait presque toute la moitié droite de la lèvre inférieure.

Observation III

Anévrysme de l'artère coronaire labiale inférieure. Cas de M. Hoefnagel (Bulletin de thérapeutique, tiré des Annales de la Société de médecine d'Anvers).

Toutes les statistiques relatives aux artères susceptibles de devenir le siège d'anévrysmes, et entreprises dans le but de faciliter le diagnostic chirurgical dans le cas de tumeur de nature douteuse, ont laissé jusqu'à présent en dehors de leur cadre, et par conséquent, en dehors de toute prévision, l'anevrysme de l'artère coronaire de la lèvre inférieure. Voici un fait qui tend à démontrer que cette artère n'est pas exempte de ce genre de lésions, et qui obligera à l'avenir à en tenir compte dans la supputation des lésions diverses dont les lèvres peuvent être le siège.

Au mois de mars 1846, M. Hoefnagel fut consulté par un jeune homme d'une trentaine d'années, pour une tumeur de la grosseur d'un gros pois qu'il portait à la lèvre inférieure, à la distance de un centimètre et demi environ de la commissure gauche, et sur laquelle le malade ne put donner aucun détail précis. Il ignorait complètement l'époque de son apparition ; seulement il disait que cette affection ne lui avait pas causé de douleur, mais que, par l'action de fumer, cette tumeur avait fait des progrès rapides ; en deux mois elle avait doublé de volume. Elle n'offrait d'ailleurs aucun des caractères des tumeurs malignes ou cancéreuses, et ressemblait plutôt à un kyste. Dans la croyance qu'il avait affaire à une tumeur de cette dernière nature, M. Hoefnagel en pratiqua l'excision. Mais il ne fut pas peu surpris de voir une opération aussi simple suivie d'une très forte hémorrhagie artérielle, provenant de chacun des bouts divisés de l'artère coronaire de la lèvre inférieure. N'ayant aucun moyen hémostatique sous la main il fit immédiatement la ligature des deux bouts et appliqua pour tout pansement des compresses d'eau froide. La chute de la ligature eut lieu vers le cinquième jour ; trois jours après la maladie ne laissait plus de traces. Voici ce que l'examen de la tumeur permit de constate :

La section de la tumeur sur sa face opposée à son plus grand développement fit voir que son intérieur était composé de deux cavités, l'une qui n'était que la continuation du tube artériel, l'autre qui paraissait n'en être qu'un léger diverticulum. L'ouverture de communication, qui avait la grandeur d'une forte tête d'épingle, était légèrement frangée. L'intérieur du diverticulum était tapissé de petits caillots sanguins, peu adhérents à sa paroi, qui elle-même formée par la tunique cellulaire de l'artère, paraissait fort amincie. Cet examen ne permettait pas de douter qu'au lieu d'avoir affaire à un kyste, comme il le croyait, l'opérateur avait eu affaire en réalité à un anévrysme dont jusque là il n'y avait pas eu d'exemple.

Nous passons aux anévrysmes de l'artère occipitale.

La collection du *British médical journal* des dix dernières années nous en offre deux exemples.

M. Follin indique un cas de Gihel (*Journal de chir. und Augenh.*, neue folge, Bd v, Heft 9 1846) (1).

Il indique aussi en note un cas d'anévrysme arterioso-veineux de Broca (Bulletin de la Soc. de chirurgie, t. VI, p. 148); nous l'avons cherché et nous n'avons trouvé que la relation d'un anévrysme circoïde.

OBSERVATION IV

Anévrysme de l'artère occipitale (British médical journal 1878 t. II p. 475) traduite de l'anglais. hôpital Saint-Barthelemy. Consultations.

Le 22 août, M. Willet présente un élève architecte, âgé de 19 ans, qui, huit semaines auparavant, a reçu un coup de poing sur le côté

1. Nous n'avons pas pu trouver l'observation en question à l'aide de cette indication, qui doit être inexacte.

gauche de l'occiput. En quelques heures une forte tuméfaction se montra à l'endroit de la blessure. Elle diminua en peu de jours, et devint plus faible, mais resta douloureuse; il y a quinze jours, le malade était reçu à l'hôpital. On trouve une tumeur pulsatile, de la grosseur d'une noix, sur l'occiput, le long du trajet de l'artère occipitale gauche. La compression faite au moyen de bandes élastiques passées autour de la tête, avec un coussinet renfermant une mince feuille de plomb placé sur la tumeur, était restée sans succès, quoique le malade prétendît que la grosseur était devenue plus faible et moins douloureuse. La pulsation était maintenant très-marquée.

MM. Holden et Willet crurent tous deux que la tumeur était un anévrysme traumatique de l'occipitale. M. Willet proposa de l'ouvrir et de lier l'artère de chaque côté du sac. Cette opinion fut partagée par toute la société.

On peut regretter que cette observation ne soit pas plus complète et ne nous donne pas le résultat obtenu par le mode de traitement choisi.

OBSERVATION V.

Anévrysme de l'occipitale. Cas de M. James Lane, chirurgien à l'hôpital Sainte-Marie (*Bristish médical journal*, 1875 t. I) traduite de l'anglais.

G. H..., charpentier, âgé de 37 ans, me fut envoyé en septembre 1873. Il se plaignait alors d'un bruissement accompagné de fortes pulsations dans la région de l'apophyse mastoïde gauche, et voici comment il expliquait son origine. Quatre mois auparavant, en descendant d'un omnibus, il se heurta la tête contre la plate-forme du conducteur, et se fit ainsi une petite plaie à la région pariétale gauche, environ quatre pouces au-dessus de l'apophyse mastoïde. Il reprit bien vite connaissance, fit panser sa blessure chez un pharmacien, et rentra chez lui. Le lendemain matin il remarqua un bourdonnement pulsatile dans l'oreille gauche ; il fut d'abord léger, mais peu à peu il gagna en intensité, au point que, lorsque je le vis quatre mois après, le son qu'on entendait en appliquant le stéthoscope sur l'apophyse mastoïde ressemblait à celui que produit le vent d'une forte paire de soufflets, se changeant parfois en une sorte de murmure musical. De fait, c'était le plus fort bruit artériel ou anévrysmatique qu'il m'eut jamais été donné d'entendre. Il se percevait presque avec la même intensité en n'importe quel point du crâne. Il l'empêchait de dormir la nuit, la sensation était aggravée lorsqu'il posait sa tête sur l'oreiller ; l'anxiété qu'il lui causait était assez grande pour l'empêcher de poursuivre ses occupations, et compromettre sérieusement sa santé. Il n'y a pas de tumeur à l'extérieur, mais le doigt appliqué derrière l'apophyse mastoïde sentait une pulsation, et la pression à cet endroit, arrêtait totalement le bruit. Il en était de même de la pression sur la carotide primitive du cou.

L'apparition soudaine de ces symptômes démontrait clairement que la lésion, quelle qu'elle fût, avait sa source dans le coup qu'il avait reçu en tombant de l'omnibus ; il parut aussi évident que l'artère occipitale était le vaisseau lésé, près du point où elle émerge de la rainure, sous l'apophyse mastoïde, et où elle est recouverte par les muscles sterno-cleïdo-mastoïdien et splénius. On pouvait supposer que le vaisseau qui là repose directement sur l'os avait eu à souffrir du choc et de la vibration causés par un coup sur le crâne porté trois ou quatre pouces plus haut. La diffusion du son à la surface de la tête était sans doute due à la bonne conductibilité des os du crâne, et ne dépendait nullement d'une lésion des autres vaisseaux ; car jamais il n'y avait eu ni céphalalgie, ni vertige, ni aucun symptôme de désordre intracrânien.

Quel était l'état exact du vaisseau lésé au moment où le malade vint dans mon service ? Était-ce un sac anévrysmal de petite taille, qui ne faisait pas saillie à l'extérieur à cause de la résistance des couches musculaire sus-jacentes, mais qui se frayait une voie en dedans, en érodant l'os dans la direction des cellules mastoïdiennes ? Telle me paraissait être l'explication la plus plausible des symptômes. M. Holmes jugea la nature exacte de la lésion douteuse, soit que ce fût un anévrysme au sens propre du mot, soit que ce fût une lacération partielle des tuniques internes amenant une dilatation du vaisseau et un bruit spécial produit par la saillie dans le courant circulatoire des parties dilacérées. Il pensa cependant que c'était dans tous les cas un anévrysme de l'occipitale, formé ou en voie de formation, et que la dilatation, si l'on n'y mettait ordre, deviendrait un sac anévrysmal.

Mon opinion aujourd'hui, basée sur ce qui s'est passé dans la suite, est que les tuniques de l'artère eurent à souffrir du traumatisme, dans quelle mesure, je n'en sais rien; que par la suite le vaisseau se dilata; et que la perte de résistance de ses tuniques jointe à la résistance des tissus environnants donna naissance à ce bruit si remarquable. Je crois, avec M. Holmes, que ce n'était probablement pas encore un anévrysme, mais que c'en serait devenu un, si on avait laissé aller les choses.

Le malade est reçu à l'hôpital Sainte-Marie le 30 septembre; les symptômes étant arrêtés par la pression derrière l'apophyse mastoïde, on essaye en cet endroit la compression directe et continue avec un un appareil qui arrête le bourdonnement, et que le malade supporte bien. On le laisse six semaines, en ne l'enlevant que de temps en temps pour constater les progrès faits. Chaque fois qu'on l'ôte un faible bruit se fait bien vite entendre et augmente rapidement d'intensité. Au bout de six semaines le résultat était que si on interrompait un jour la compression, on n'avait gagné aucun avantage sensible.

Je me décidai à lier la carotide primitive le 12 novembre, au-dessus du muscle omo-hyoïdien, et un pouce environ au-dessous de la bifurcation. Pulsation et bruit cessèrent aussitôt.

Pendant trois jours, tout symptôme cessa. Mais à ce moment, le malade nota le retour du bruit qui était également perceptible au stéthoscope. On rétablit la compression derrière l'apophyse mastoïde; dès qu'on l'interrompait, le bruit reparaissait, mais moins fort que dans le principe. Un examen attentif démontra que, toutes pulsations ayant cessé dans la temporale et la faciale, le sang ne pouvait venir que de l'anastomose envoyée par la cervicale profonde.

Le 17 *décembre*. — Je passai une aiguille sous ce vaisseau trois quarts de pouce au-dessous du siège du mal ; le patient entendait encore les pulsations. J'appliquai une suture entortillée autour des bouts de l'aiguille, de façon à comprimer le vaisseau entre l'aiguille et la peau. Le bruit cessa complètement pour redevenir légèrement sensible quelques heures après. Je laissai le tout en place, mais comme au bout de trois jours il y avait de la suppuration et de la douleur, j'enlevai l'aiguille et la suture.

Le résultat fut en somme satisfaisant : diminution marquée de la pulsation ; le bourdonnement perceptible au stéthoscope, n'est plus entendu du sujet et ne l'incommode plus.

Il quitte l'hôpital le 23 décembre et reprend son état. Pulsation et bourdonnement diminuèrent peu à peu ; en octobre 1874, ils avaient cessé. En avril 1875 je ne pus découvrir aucune trace de la maladie.

J'aurais pu lier le vaisseau au niveau même du mal : je ne l'ai pas voulu parce qu'il eut fallu diviser le sterno-mastoïdien, le splénius, rechercher l'artère sous les os, et appliquer une ligature sur un vaisseau malade. Si on avait pu le mettre à découvert des deux côtés de la tumeur, ce procédé aurait peut-être été le meilleur, mais c'était impraticable parce que la portion dilatée s'étendait certainement le long de la coulisse sous l'apophyse mastoïde, et était hors d'atteinte.

Pour ce qui est des anévrysmes de l'artère auriculaire postérieure, Boyer, dans son traité de pathologie, s'exprime ainsi :

« J'ai vu un anévrysme de l'artère auriculaire postérieure situé entre l'apophyse mastoïde du temporal et le pavillon de l'oreille. La tumeur dont le volume n'était guère plus considérable que celui d'un gros pois, présentait des battements disparaissant entièrement par la pression, et reparaissant aussitôt qu'on cessait de la comprimer. Comme cette tumeur n'avait fait aucun progrès depuis fort longtemps, et qu'elle ne causait aucun inconvénient, je conseillai de ne pas y toucher. »

Il ajoute qu'on trouve dans les « Éphémérides des curieux de la nature » une observation d'anévrysme développé dans l'épaisseur de la conque de l'oreille, à la suite d'une blessure de cette partie ; la gangrène d'une partie de la tumeur en amena l'ouverture et l'on eut beaucoup de peine à se rendre maître du sang (1).

Ces renseignements sont trop vagues pour qu'on puisse en tirer aucune conclusion.

La *Gazette des hôpitaux* de 1879 renferme (p. 588) la relation très succincte d'une tumeur sanguine du pavillon de l'oreille, sous le titre « d'anévrysme spontané du pavillon de l'oreille guéri par la ligature de la carotide primitive. »

Il s'agit d'un jeune homme qui avait eu un catarrhe purulent et un polype de l'oreille droite, à la suite desquels il était resté une diminution de l'ouïe et des bourdonnements ; deux tumeurs pulsatiles se développent sur la conque ; tous les vaisseaux du pavillon se dilatent, et celui-ci devient rouge et brillant. A la suite d'un traumatisme, plusieurs hémorrhagies se déclarent. La compression de la carotide primitive ayant suspendu l'écoulement sanguin, M. Weinlochner (de Vienne) pratiqua la ligature de ce vaisseau qui fut suivie de la guérison.

Il nous semble que sur la simple lecture de cette courte description, on ne peut affirmer le diagnostic d'anévrysme artériel ; la dilatation des vaisseaux voisins, la rougeur du pavillon de l'oreille nous paraissent s'accorder mal avec cette dernière affection. C'est pourquoi nous ne rapporte-

---

1. Nous avons cherché l'observation à laquelle il est fait allusion ; le volume où elle doit se trouver manque à la bibliothèque de la Faculté de Médecine.

rons pas cette observation, et nous n'en tiendrons pas
compte dans la discussion du traitement qui termine ce travail.

Nous donnons ci-dessous un résumé de la célèbre observation de M. Laugier.

OBSERVATION VI

Anévrysme artérioso-veineux de l'auriculaire postérieure
cas de M. Laugier (Gazette des hôpitaux 1851).

Une femme âgée de 22 ans reçut au commencement de l'année
1849 un violent coup de poing sur la région occipitale gauche, en
arrière et au niveau de l'oreille ; les téguments ne furent pas lésés.
Admise à l'hôpital de la Pitié quatre mois après l'accident, elle offrait
à la région blessée et dans l'étendue de la paume de la main, un
gonflement diffus parsemé çà et là de bosselures molles et fluctuantes. Au
toucher on y sentait un frémissement vibratoire et des mouvements d'expansion et de resserrement isochrones au pouls. L'auscultation y faisait
percevoir un susurrus continu, saccadé, dont les redoublements coïnci-
daient avec la systole du cœur. Ce bruit avait son maximum d'intensité au niveau du bord postérieur de l'apophyse mastoïde ; il était également très marqué dans la région parotidienne. Enfin la compression
exercée sur l'artère auriculaire, derrière le conduit auditif, faisait
disparaître le susurrus, le frémissement et l'expansion, circonstance
importante qui avait éclairé le diagnostic et fait entrevoir à M. Laugier la possibilité de lier cette artère avec avantage.

La malade, étant enceinte, ne put être opérée, et pendant quatre
mois qu'elle resta à l'hôpital, la tumeur demeura stationnaire. Elle
mourut d'hémorrhagie utérine, consécutive à l'accouchement.

Une injection poussée par la carotide primitive, remplit à la fois les
artères et les veines du cuir chevelu. Il existait en effet à trois travers

de doigt en arrière du conduit auditif externe, une communication entre l'artère auriculaire et la veine satellite postérieure, communication directe permettant l'introduction d'un stylet. L'artère auriculaire était sinueuse et dilatée depuis son origine à la carotide jusqu'à la perforation ; au delà de ce point elle n'était guère plus volumineuse qu'à l'état normal. Dans la première partie de son trajet, elle présentait deux rétrécissements notables, au bord antérieur et au bord postérieur sterno-mastoïdien. Les parois de ce vaisseau étaient indurées. Les artères occipitale et temporale étaient indemnes ; les veines auriculaires lésées beaucoup plus volumineuses qu'à l'ordinaire ; mais la dilatation était surtout remarquable dans les veines occipitale et temporale. Ces vaisseaux étaient très fluctuants ; la même disposition, à un degré moindre, se voyait sur les veines sous-cutanées.

(La pièce est au musée Dupuytren).

Les anévrysmes de la temporale sont sans contredit les plus fréquents ; nous négligerions ceux qui ont suivi l'opération de l'artériotomie qu'on ne pratique pas chez nous. Les symptômes variant peu, nous résumerons les observations, en insistant seulement sur le traitement.

Observation VII

Anévrysme de la temporale. Cas de Petrequin (Compte-rendus de l'Académie des sciences T. XXI p. 992).

Le 4 août 1845, le sieur D..., âgé de 19 ans, tombe d'un deuxième étage ; il présente une ecchymose forte de l'œil gauche et une fracture de la mâchoire inférieure. Le 9 septembre je pus m'occuper spécialement d'une petite tumeur de la tempe gauche, du volume d'une amande, de consistance molle ; c'était un anévrysme de l'artère temporale ; cette artère offre des battements isochrones à ceux du pouls, qui cessent sous l'influence d'une pression faite au dessous. L'anévrysme était probablement dû à la contusion de l'artère.

Le 10 septembre je fis une séance de galvano-puncture ; je pris deux épingles en acier fines et acérées, et je les enfonçai de manière à les croiser à angle droit dans la tumeur, où elles pénètrent d'environ 2 centimètres. Je fis communiquer leurs têtes avec les pôles d'une pile. Au premier contact, le malade eut une secousse électrique et une douleur vive, et ces symptômes allèrent croissant ; leur intensité devint très grande au quinzième couple, et je suspendis la séance ; la durée de l'opération avait été de douze minutes, et j'avais trois fois changé la direction des courants.

Durant la manœuvre, je sentis les pulsations diminuer progressivement ; à la fin de la séance, elles avaient complétement disparu. Il n'y avait plus qu'une tumeur solide et indurée. J'enlevai les épingles, et le pansement consista en compresses d'eau blanche.

Le 12 la tumeur n'existait plus ; l'artère temporale était oblitérée au-dessus, car on n'y trouvait pas de battements, tandis qu'ils étaient très sensibles au-dessous de l'anévrysme.

Le noyau qui avait succédé à la tumeur se résorba, et la cure ne se démentit pas.

Observation VIII

Anévrysme de la temporale. Cas de Pavési (Gaz. hebdomadaire
1854 T. I p. 480. extraite d'un journal italien)

A. Golpi portait à l'angle externe de l'œil, sur le trajet de la temporale une tumeur élastique, légèrement pulsatile, sans changement de couleur à la peau. Piquée avec un trocart fin, elle donne issue à un jet de sang rutilant. M. Pavesi introduisit dans la piqûre le bout d'une petite seringue Charrière, et injecta 14 gouttes d'une solution très pure de sous acétate de fer, retira l'instrument, puis tint le doigt appliqué dix minutes sur l'ouverture. La tumeur explorée au bout de ce temps était devenue entièrement solide. La réduction fut graduelle ;

après six semaines, la tumeur n'offrait plus que le sixième de son volume primitif.

OBSERVATION IX

Anévrysme de la temporale. Cas de M. Frestel. (Revue médico-chirurgicale t. VII. p. 168).

Un employé des postes de Saint-Lo reçut un coup de canne sur la bosse pariétale droite, il n'y fit aucune attention ; mais quelques mois après il me fit examiner une petite tumeur située à 4 centimètres du bord antérieur et supérieur de l'oreille, qui lui était poussée graduellement trois semaines après le coup. Cette tumeur, du volume d'un petit œuf de pigeon, placée sur le trajet de la branche fronto-temporale, était mobile, indolore, avec des battements isochrones à ceux du pouls. Si on la déplaçait dans le sens antérieur, on ne sentait plus les pulsations de la tumeur mais bien les battements artériels. Le doigt placé entre la tumeur et le cœur faisait disparaître les pulsations.

On crut à un kyste situé sur le trajet d'une artère : je diagnostiquai un anévrysme, parce qu'il y avait dans la tumeur deux mouvements, l'un d'élévation, l'autre d'expansion, le premier étant dû à l'artère temporale moyenne, le second au choc du sang provenant de la branche temporo-frontale antérieure sur les parois de cette artère anormalement dilatée ; la cessation des battements quand on déplaçait la tumeur était due à l'effacement des parois du vaisseau changé de position.

Je découvris la tumeur par une incision courbe, et je la disséquai par énucléation ; je vis aussitôt que j'avais à opérer une artériectasie circonscrite. Je passai sous la tumeur deux ligatures, l'une en haut, l'autre en bas, et je coupai l'artère à son entrée et à sa sortie de la poche ; puis je suturai la plaie, et y appliquai un pansement camphré.

Cinq jours après, malgré quelques écarts de régime, la réunion était effectuée ; le onzième jour la cicatrisation était complète.

La tumeur avait trois centimètres et demi de hauteur, et deux de largeur ; l'ayant ouverte suivant son grand diamètre, je trouvai les parois vasculaires augmentées d'épaisseur, tapissées d'un coagulum rougeâtre ; il me fut facile de suivre et de disséquer les trois tuniques artérielles qui ne présentaient aucune solution de continuité. Cette tumeur était donc un anévrysme vrai.

Cette observation est intéressante en ce qu'elle nous montre l'exactitude du diagnostic prouvée par l'examen de la tumeur, et le succès absolu obtenu par l'extirpation.

La suivante ne nous paraît pas aussi concluante ; la lecture n'éclaire pas suffisamment sur la nature de l'affection ; pourtant les auteurs du Compendium citant ce cas, comme étant bien un anévrysme, nous avons cru devoir le rapporter.

OBSERVATION X

Anévrysme de la région temporale, cas de M. Barrier. (*Gaz. médicale de Paris* 1848 p. 774).

Une femme de trente ans fit il y a un an une chute sur la tempe gauche. Il s'y forma, huit jours après, une tumeur qui acquit bientôt le volume d'une pomme ; au bout de quatre mois, elle devint pulsatile ; en même temps la glande thyroïde augmenta de volume, et il se manifesta dans le bras et la jambe du côté opposé des crampes et des douleurs vives, mais fugaces.

La tumeur s'étend du conduit auditif à l'apophyse orbitaire externe, et du sommet de la portion écailleuse du temporal à l'arcade zygomatique. Elle offre des battements isochrones à ceux du pouls, cessant quand on comprime la temporale vers son origine, ou la carotide primitive. En pressant sur la tumeur, on ne cause aucune douleur. Peau lisse et incolore : bruit de souffle perceptible surtout à la base.

La carotide primitive fut liée ; les pulsations cessèrent dans la tumeur qui s'affaissa et devint plus molle ; le lendemain les crampes avaient disparu.

Six semaines après l'opération, la plaie était presque entièrement guérie, la tumeur avait diminué de volume, ne présentant plus de battements.

Observation XI

(Anévrysme de l'artère temporo-frontale, cas de M. Rizet (*Gaz. des hôpitaux* 1878 p. 749).

Le nommé C..., âgé de 34 ans, musicien au 4e régiment de dragons, entre le 8 mai 1873 à l'hôpital militaire de Versailles, atteint d'un léger embarras gastrique, dont il est guéri en peu de jours.

L'attention du médecin traitant, M. Messager, fut attirée par la présence d'une petite tumeur de la grosseur d'une noisette, placée au niveau de la bosse frontale gauche, presque immédiatement au dessus de l'angle externe de l'œil. Elle était molle, fluctuante, indolente et bien limitée, recouverte d'une peau très saine. Le malade la portait depuis avril 1868, époque à laquelle il fit une chute de cheval sur le front ; il y eut forte contusion, gonflement avec ecchymose de tout le côté gauche de la face. Après sa guérison, ce militaire s'aperçut de la présence de cette grosseur dans la région frontale, et en outre de petites tumeurs atteignant à peine le volume d'une lentille, ayant l'aspect de dilatations variqueuses, disposées en chapelet au devant de l'oreille sur le trajet de l'artère temporo-frontale. La plupart d'entre elles disparurent d'elle-mêmes en peu de temps. Celle du front persista et devint une cause de gêne, ce qu'explique l'usage du casque qui, en la comprimant, l'a légèrement deformée et aplatie.

Ces renseignements, joints à l'examen direct, firent diagnostiquer un anévrysme traumatique de la temporale. En effet, saisissant la tumeur entre le pouce et l'index, on sent une pulsation intermittente isochrone aux battements du pouls. Ce phénomène d'expansion, bien distinct du simple soulèvement perçu dans les tumeurs situées sur les grosses artères, se constatait aussi en comprimant légèrement la tumeur avec l'index du sommet vers sa base. Venait-on à intercepter la circulation artérielle au-dessous de la tumeur, les battements cessaient aussitôt ; ils reparaissaient quand on supprimait la compression.

Comme traitement, trois gouttes de perchlorure de fer, marquant 25° Baumé furent injectées avec la seringue de Pravaz dans le sac anévrysmal ; les battements cessèrent aussitôt, la tumeur devint dure et incompressible. Après avoir comprimé avec les doigts pendant un quart d'heure la portion de l'artère située au-dessous de l'anévrysme, nous remplaçâmes leur action par une compresse graduée maintenue en place pendant trois jours. Le malade se plaignant de douleurs dans toute la tête, on enleva l'appareil, et l'on constata de l'inflammation : rougeur de la peau avec menace de sphacèle, œdème de la paupière. Nous cessâmes toute action compressive et les symptômes se dissipèrent ; les battements ne reparurent plus et le malade se rétablit. Deux mois après, la guérison ne s'était pas démentie.

OBSERVATION XII

(Anévrysme d'une branche de la temporale. Cas de M.Bryant, Lancet 1874 décembre. Guy's hôpital. (Traduite de l'anglais).

Lucy C..., âgée de 17 ans, fut reçue le 2 avril 1872 avec un anévrysme faux de la tempe gauche. La première semaine de janvier, elle était tombée, et sa tête avait heurté le bord d'un trottoir. L'œil gauche fut atteint ; une forte hémorrhagie survint ; quand elle cessa, on pouvait sentir une tumeur de la grosseur d'un pois au-dessus du sourcil gauche, au niveau de la plaie. Celle-ci fut fermée par un médecin et le pansement gardé trois semaines, après quoi on appliqua un cataplasme. Le 28 mars la tumeur se rompit et il y eut grande perte de sang. La plaie fut de nouveau fermée, mais une nouvelle hémorrhagie la fit venir à l'hôpital. A son arrivée, un anévrysme, gros comme une pièce de trois *pence*, existait à un pouce au-dessus du milieu du sourcil gauche. La tumeur était recouverte par une croûte, et quand on enleva celle-ci, le sang coula. M. Bryant vit ainsi une artère en partie divisée au centre du sac. Il la divisa complètement, et lia les deux bouts. Le 14 avril, la plaie était cicatrisée, et la malade fut renvoyée guérie.

M. Follin indiqua un cas d'anévrysme de la temporale, rapporté par M. Decès (*Gaz. des hôp.* 1856 n° 67) ; mais M. Verneuil émit des doutes sur l'exactitude du diagnostic. Il s'agit d'une tumeur du volume d'un œuf de poule, dans la région temporale droite, donnant lieu à des symptôme généraux très graves et aux signes ordinaires des anévrysmes : expansion, battements isochrones au pouls, bruit de souffle. La ligature de la carotide primitive ne produit qu'une amélioration, et non la guérison ; les battements n'ont pas disparu. M. Verneuil fait remarquer que l'observation est insuffisante au point de vue du diagnostic, qu'après l'avoir lue, on hésite entre une tumeur érectile, un sac anévrysmal, et un anévrysme variqueux, le résultat incomplet de ligature s'accordant mal avec l'hypothèse d'un anévrysme simple de la temporale.

Chassaignac, dans sa thèse de concours, citée plus haut mentionne plusieurs cas d'anévrysmes de la temporale consécutifs à l'opération de l'artériotomie dont l'usage a été conservé en Angleterre ; la compression, la ligature, l'ablation de la tumeur sont les deux traitements employés ; dans certains cas, tels que celui rapporté dans *Médico chirurgical Review* T. II, la compression n'ayant pas réussi, il fallut en venir à l'extirpation du sac avec ligature de l'artère.

Dans le cas de Moore (*Médico-chirurgical Transaction,* 1858, page 1), l'artériotomie donna lieu à la production d'un anévrysme artérioso-veineux ; un abcès se forma entre la peau et la tumeur; et plusieurs hémorrhagies très sérieuses mirent le malade en danger. La guérison fut obtenue par la ligature de l'artère et de la veine entre le cœur et la tumeur.

On trouvera plus loin une observation d'anévrysme artérioso-veineux d'origine traumatique qui montrera les symptômes de l'affection. Mais auparavant nous voulons présenter un cas d'anévrysme artériel que nous avons vu chez M. Després, et qui nous semble remarquable au point de vue du traitement qui lui fut appliqué.

OBSERVATION XIII

Anévrysme de la région temporale (personnelle).

Le 15 octobre 1880, Dumond, Marie-Joseph, cocher, âgé de 45 ans, entre à l'hôpital Cochin, où il est couché au n° 21 de la salle Saint-Jacques.

Le jour de son arrivée, on ne voit pas autre chose qu'une petite plaie contuse à la région temporale ; elle avait été causée par un coup de tête de cheval reçu quelques jours auparavant. Cette plaie siégeait un peu au-dessus du sourcil gauche ; elle n'était guère plus grande qu'une pièce d'un sou, et sa profondeur était très faible, la peau n'était même pas entamée dans toute son épaisseur. Il n'y avait eu aucune espèce d'hémorrhagie, et la lésion semblait insignifiante.

Le lendemain la plaie devient le point de départ d'un érysipèle qui envahit toute la face ; pendant que cette complication suit son cours, on voit le 19 octobre une petite tumeur faire saillie dans la plaie, et l'on croit à un hématome, mais bientôt elle prend des caractères tels que le diagnostic est modifié.

Cette tumeur a la forme et le volume d'une noisette ; elle est ani-

mée de battements isochrones à ceux du pouls, que l'on peut constater, mais que le toucher rend beaucoup plus sensibles ; la compression
exercée au-dessous d'elle les faisait diminuer sans pouvoir les faire
disparaître ; elle est réductible. L'expansion étant également manifeste,
on conclut à un anévrysme que sa situation fit localiser dans une branche de l'artère temporale. Bientôt la partie la plus saillante de la tumeur prit une teinte noirâtre qui s'accusa de plus en plus, tandis que
la saillie elle-même s'accentuait davantage. On craignit une rupture ;
et bien qu'à ce moment l'érysipèle ne fût pas guéri, on se décida à
intervenir ; le malade avait eu du délire quelques jours plus tôt :
maintenant la tumeur l'incommodait en lui donnant la sensation d'un
ressort de montre dans la tête.

Le 31 octobre, M. Després craignant de voir céder les parois de l'a-
névrysme, se décida à l'extirper ; il fait autour de la tumeur une incision circulaire, et la dissèque soigneusement ; pendant l'opération, trois
branches artérielles sont liées, l'une inférieure semblait venir du tronc
de la temporale, les deux autres remontaient en dedans, dans la région
frontale. Le sac énucléé fut examiné, et on s'aperçut que la teinte noirâtre qui avait fait craindre une rupture des parois, était simplement
due à la présence des caillots vus par transparence. Aussitôt après
l'opération, tous les symptômes disparurent.

La cicatrisation ne présenta d'autre accident qu'un léger érysipèle
qui survint le 4 novembre et dura quelques jours. Le 12, les ligatures tombèrent.

Le malade quitta l'hôpital le 20 décembre ; la guérison était parfaite.

Nous empruntons au travail déjà cité de M. Robert,
l'observation suivante de varice anévrysmale que nous ré-
sumons.

Observation XIV

Anévrysme artérioso-veineux de la temporale. Cas de M. Stromeyer
(*Gaz. des hôp.* 1851)

Un étudiant reçut en duel en 1835 un coup de sabre dans la région temporale droite ; il y eut forte hémorrhagie. On fit une suture ; mais le côté de la face resta tuméfié et comme paralysé. Quelques jours après, sifflement particulier dans l'oreille droite, petite tumeur à l'extrémité inférieure de la cicatrice, animée de pulsations vibratoires. La tumeur augmente ; les veines temporales et frontales se dilatent.

En septembre 1836 on veut lier la carotide interne, mais le vaisseau paraît trop dilaté.

Onze mois après l'accident, voici ce qu'on observe : tumeur bleuâtre du volume d'une noix, près du lobule de l'oreille, avec pulsations isochrones au pouls ; à l'auscultation, bruissement analogue au souffle placentaire, s'irradiant dans la veine temporale très dilatée. Les veines frontales, dilatées, avaient creusé des sillons dans l'os. La compression de la carotide primitive ou de la temporale au-dessous de la tumeur, fait disparaître tous ces signes : la compression au-dessus rend la tumeur plus dure, les pulsations plus obscures. L'anévrysme variqueux est diagnostiqué.

Un régime diététique sévère amenda les symptômes.

La compression fut pratiquée en vain.

La carotide primitive fut liée en janvier 1838, mais après rétablissement de la circulation collatérale, tous les symptômes reparurent.

Six ans plus tard, en 1842, l'état du malade s'étant encore aggravé, on opéra l'anévrysme par la méthode ancienne : la carotide fut comprimée contre l'angle de la mâchoire, puis le sac ouvert ; les veines dilatées se vidèrent, et lorsqu'on cessa la compression, un jet de sang artériel partit de la portion inférieure du sac ; la varice se prolongeait en entonnoir dans la substance de la carotide. On lie la partie inférieure du sac veineux, puis l'artère auriculaire postérieure qui donnait du sang en haut.

Les pulsations cessèrent et la cicatrisation se fit.

Les observations suivantes se rapportent à des anévrysmes siégeant sur les dernières branches de l'ophtalmique.

La première offre ceci de remarquable, que la méthode de traitement employée put être considérée comme la cause de l'affection consécutive que le malade présenta, c'est pourquoi nous la rapportons *in extenso*.

OBSERVATION XV

Anévrysme sous-orbitaire. Cas de M. Raoult-Deslongchamps,
communiqué à la Société de Chirurgie par M. Larrey.
(*Gaz. des hôp.* 1853, n° 43).

Le 5 janvier 1853 je fus consulté par le nommé Coutable, ouvrier serrurier, âgé de 26 ans, d'une bonne constitution, demeurant au Mans, pour une tumeur siégeant au-dessus du sourcil gauche. Il avait reçu deux ans auparavant un violent coup de bâton dans cette partie sans plaie extérieure ; il en était résulté une bosse sanguine considérable, qui avait disparu en quelques jours. Il resta près d'un an sans remarquer rien d'anormal dans la région. Puis insensiblement il vit se développer une petite grosseur avec coloration un peu rosée de la peau et faibles pulsations, laquelle au bout de six mois avait acquis le volume d'une noisette. L'affection continua de progresser, et voici ce que je constate aujourd'hui.

La tumeur, du volume d'un petit œuf de pigeon, à grand diamètre vertical, un peu aplatie, rouge au centre, s'étendait en bas jusqu'à 8 millimètres au-dessus du rebord orbitaire, et en dedans à 16 millimètres de la ligne médiane ; elle présentait un mouvement d'impulsion assez marqué pour frapper au premier coup d'œil. L'oreille n'entendait qu'un petit frémissement, mais si fugitif que je n'ose l'affirmer. On sentait par le toucher des pulsations isochrones aux battements du pouls, qui augmentaient par la pression au-dessus de la tumeur, et diminuaient en comprimant au-dessous, mais sans cesser complètement tandis qu'elles disparaissaient en comprimant à la fois au-dessus et au-dessous. La pression directe sur la tumeur la faisait disparaître ; elle ne reparaissait que lentement, si on tenait l'artère comprimée au-dessous d'elle. Elle était d'ailleurs indolente; à peine le malade éprouvait-il, lorsqu'il y portait son attention, de vagues sensations de battements ; il ne se plaignait que de la difformité. J'établis facilement mon diagnostic : anévrysme de l'artère sus-orbitaire, branche de l'ophtalmique.

Pour ce qui est du traitement, je rejetai la méthode d'Anel, à cause de la difficulté de l'opération sur les tissus denses et serrés du front, du peu d'espace restant entre la tumeur et le rebord orbitaire, et surtout de l'incertitude du succès, puisque le sang et les battements revenaient dans la poche anévrysmale, même pendant la compression de l'artère au-dessous d'elle. L'incision du sac, plus sûre, mais plus dangereuse à cause des accidents inflammatoires à craindre, fut repoussée. Je manquais d'appareil d'électro-puncture. Restait la compression que je pratiquai, espérant que l'application continue des parois du sac l'une contre l'autre finirait par en déterminer l'adhésion. La tête fut entourée d'un cercle flexible, auquel était fixée une branche terminée par une pelote appuyant sur la tumeur. L'appareil fut bien supporté mais au bout de vingt-un jours, il n'y avait pas de succès marqué ; au contraire la paroi était animée, d'un rouge plus foncé, et je craignis la gangrène. Je résolus alors d'essayer les injections de perchlorure de fer.

Le 4 février, après avoir fait comprimer au-dessus et au-dessous de la tumeur je fis à la partie interne du sac une ponction oblique de 3 millimètres avec un bistouri ; il sortit quelques gouttes d'un sang rutilant. J'introduisis le bec d'une seringue en verre, chargé d'une solution concentrée de perchlorure et je pressai sur le piston. La seringue retirée, il sortit encore quelques gouttes de sang et l'écoulement fut de suite arrêté en portant de nouveau dans la plaie le bec de la seringue trempé dans la solution. Je vis alors combien est énergique l'action du perchlorure sur le sang : une goutte de solution a déterminé instantanément un caillot grisâtre d'une grande densité. En palpant je ne sentis de dureté dans la tumeur qu'aux environs de la ponction, c'est que l'extrémité de la seringue était bouchée par un petit caillot en sorte que je n'avais introduit qu'une quantité insignifiante de solution.

Le 6 février, je pratiquai une seconde injection ; un stylet fut introduit pour détruire les adhérences ; je pus le faire manœuvrer dans toute l'étendue du sac ; l'injection de dix à douze gouttes fut pratiquée facilement ; la douleur fut assez vive ; après trois minutes, je sentis la tumeur dure, les battements avaient disparu. J'ordonnai de cesser toute compression et d'appliquer sur la partie une compresse imbibée d'une légère solution de perchlorure.

Un gonflement inflammatoire se produisit, et disparut facilement ; un écoulement séro-purulent dura huit jours. Le 20 février la guérison était complète.

Le 15 mars, la peau est seulement un peu plus rouge et plus élevée que du côté opposé ; au toucher on sent un épaississement.

A la suite de la lecture de cette observation, une discussion se produit au sein de la *Société de Chirurgie.* M. Robert se demande si l'auteur n'a pas eu affaire à une tumeur érectile ou à un anévrysme circoïde ; il se base sur le frémissement qui a été perçu.

MM. Larrey, Demarquay, Jarjavay, Forget, combattent ces doutes ; ils se fondent pour défendre l'exactitude du diagnostic, sur la cavité de la tumeur sentie avec le stylet ; sa circonscription ; l'intégrité des vaisseaux au-dessus d'elle ; son affaissement complet, sans laisser sous le doigt aucune trame organique.

M. Raoult-Deslongchamps, sollicité par M. Marjolin, de

le tenir au courant de son malade publie la suite de l'observation. Il commence par défendre son diagnostic, en ajoutant aux arguments précédents que quelques gouttes de perchlorure de fer, injectées sans force, n'auraient pas pu se répandre dans les nombreuses cavités d'une tumeur érectile de ce volume, pour y coaguler le sang; il ne croit même pas que ce moyen puisse être appliqué à la cure des anévrysmes circoïdes. Voici en résumé la suite de l'observation :

Je revis Coutable le 15 avril. A la suite d'une bronchite et de travaux de forge très pénibles, une tumeur érectile cutanée se développa à la place de l'anévrysme. La tumeur est aplatie, mal circonscrite, rouge, sans impulsion visible, ni bruit anormal; des battements se font sentir dans la moitié inférieure seulement; au-dessous on perçoit distinctement les battements de l'artère sous-orbitaire; en remontant le doigt sent qu'ils s'affaiblissent, puis ils disparaissent dans la moitié supérieure pour reparaître dans la continuation de l'artère à trois centimètres au-dessus du sac; ils ne sont pas augmentés d'une manière appréciable en comprimant au-dessus. La tumeur s'affaisse peu à la pression; on sent que la tuméfaction existe dans l'épaisseur de la peau.

A l'anévrysme sacciforme, radicalement guéri, et dont il ne reste plus qu'une légère induration, a succédé une vascularité très marquée de la peau.

Voici comment j'explique ce cas : après l'oblitération du sac anévrysmal, la rougeur a persisté; la circulation collatérale a continué à se faire, un peu exagérée, à travers les capillaires de la peau; en effet il ne s'était pas formé de caillots entre la partie inférieure du sac et la collatérale la plus voisine, puisque les pulsations se sont senties aussi fortes entre le rebord orbitaire et l'anévrysme, et qu'on sentait battre l'artère au-dessus de la tumeur.

Le caillot oblitérateur a été empêché dans l'artère par le diverticulum que le sang trouvait dans les capillaires cutanés. Ajoutez à cela les quintes de toux et les travaux pénibles de notre sujet, et vous comprendrez la distension de ces vaisseaux traduits par la rougeur et la turgescence ; le sang s'est frayé des voies assez libres pour lui permettre de rejoindre le vaisseau où il circulait naturellement.

La cause première de cette nouvelle affection est la guérison de l'anévrysme. Doit-on la rapporter au traitement employé ? Pareille chose serait sans doute arrivée en employant tout autre procédé, sauf peut-être la ligature ; les capillaires auraient été oblitérés par l'incision horizontale faite pour découvrir l'artère.

Aucun traitement effectif ne fut dirigé contre la tumeur érectile.

Observation XVI

Anévrysmes de la région frontale (*Journal de Chirurgie* de Malgaigne 1846 t. IV, p. 239).

Le 4 juillet 1846, le nommé Denise, âgé de 15 ans, entre à l'hôpital. Il y a 15 jours, en faisant un plongeon dans la Seine, la tête alla heurter contre des planches ; le coup porta sur la région frontale du côté gauche. Un peu étourdi par le choc, l'enfant ressentit une petite douleur qui, au sortir de l'eau, devint plus forte, il sentit alors avec le doigt une petite grosseur comme une lentille au-dessus du sourcil.

Depuis ce moment, le malade a été pris de douleurs qui reviennent de temps en temps et qui occupent le côté gauche de la tête avec quelques étourdissements. Ses parents, voyant la tumeur augmenter, l'envoyèrent à l'hôpital.

On constate ce qui suit : au-dessus du sourcil gauche, à 2 centim. du rebord orbitaire, et à égale distance des deux apophyses du frontal, mais un peu plus près de l'apophyse externe, on voit une tumeur du volume d'un gros pois, sans changement de couleur, ni adhérence à la peau, ronde, mobile avec des battements sensibles à l'œil et au toucher, un peu douloureuse à la pression. C'est un anévrysme, mais on reconnaît difficilement la branche artérielle qui en est affectée ; toutefois en pressant au-dessous de la tumeur sur une artère qu'on sent battre, la tumeur ne s'affaisse pas, mais les battements cessent de s'y montrer.

Une autre tumeur, de même nature, siège à 2 centimètres au-dessus de la première, à peu près sur la même ligne, mais un peu plus en dehors ; elle est de moitié plus petite, et cachée par les cheveux. La douleur s'étend à d'autres points ; la pression la provoque dans l'espace qui sépare les deux tumeurs, et en dehors, depuis la tumeur supérieure jusqu'au sourcil ; la peau toutefois n'est ni rouge ni gonflée.

Voici la disposition des artères : au côté externe de la tumeur inférieure aboutit une artère qu'on suit obliquement en bas, en se rapprochant de l'angle externe de l'œil, qui vient du côté de l'oreille. Une autre, parallèle à cette dernière, est située un demi centimètre plus haut ; elle aboutit aussi à la tumeur et se perd de l'autre bout vers la tempe. Ces deux branches réunies forment un seul rameau sur le trajet duquel on voit plus haut le second anévrysme ; l'artère se continue ensuite en haut, et se perd dans le cuir chevelu.

L'enfant est d'une bonne constitution ; les douleurs de tête se font encore sentir de temps en temps, et les étourdissements persistent.

M. Malgaigne voulait traiter ces anévrysmes par l'électro-puncture ; mais l'appareil était détérioré. Il choisit alors un autre moyen : deux épingles à insectes furent passées au travers de la tumeur inférieure qu'elles traversaient en se croisant dans son centre. On passa ensuite, par dessous l'artère anévrysmatique, à 2 centimètres plus bas que la tumeur, une autre épingle, qui, avec l'artère, comprenait une certaine étendue de la peau. Les deux épingles qui traversaient l'anévrysme furent réunies par deux fils assez fortement serrés, comme dans une suture entortillée. Au-dessous de l'épingle qui embrassait l'artère, on engagea également un fil disposé de même. Les bouts des fils et la pointe des épingles furent coupés, et les parties laissées à découvert.

Le malade avait éprouvé une vive douleur qui dura jusqu'à cinq heures du soir. Les battements se faisaient sentir mais plus faibles.

L'opération avait été pratiquée le 8 juillet. Le 10, ni rougeur, ni gonflement, mais un peu de douleur à la pression. Le 13, les douleurs ont diminué ; dans le petit anévrysme supérieur, le doigt sent les battements comme au premier jour ; on lui applique le même traitement qu'au premier. Quant à la tumeur inférieure, on l'étreint plus fortement avec un nouveau fil, ce qui cause une très-vive douleur. Le 15, on enlève les fils de la première tumeur, le petit anévrysme est affaissé, on n'y sent plus de battements. Les jours suivants, les douleurs cessent complètement, on enlève les épingles ; et le 27, date de la sortie du malade, voici ce qu'on constate : effacement complet de l'anévrysme inférieur ; on trouve seulement sous la peau une petite induration ; entre lui et la petite tumeur supérieure, sur le trajet de l'artère que l'on y sentait battre les premiers jours, nulle pulsation, pas plus qu'au delà de la tumeur supérieure, là où l'artère va se perdre dans le cuir chevelu ; quant à ce dernier anévrysme, tout battement y a également disparu ; dans le point où l'artère a été liée, on sent une petite induration transversale contre laquelle vient heurter le sang.

Ce malade a été présenté le 12 août à la Société de chirurgie ; toute trace de tumeurs avait disparu ; il n'y avait plus ni saillie, ni battements, ni douleur.

OBSERVATION XVII

Anévrysme d'une branche de l'artère frontale. Cas de M. Servier (*in Dictionnaire Encyclopédique des Sciences médicales* article *face*).

Le malade, soldat au 25° régiment d'infanterie, avait fait une chute dans laquelle le front avait porté sur un pavé rond ; il s'était relevé aussitôt avec une douleur insignifiante. Le point frappé ne présentait ni érosion, ni déchirure ; cinq jours après, le blessé s'aperçut de la formation d'une petite tumeur au-dessus de l'arcade sourcilière gauche, et vint nous demander nos soins. Cette tumeur, sans changement de couleur à la peau, grosse comme une petite noisette, avait l'aspect de ces petits kystes qu'on observe assez souvent sur le front ; mais elle présentait des battements isochrones à ceux du cœur ; l'auscultation y constatait un bruit de souffle ; bref, c'était un anévrysme. La genèse en est facile à expliquer : la violence exercée sur l'artère avait rompu sa tunique interne, sans léser la tunique externe plus résistante ; celle-ci avait été dilatée par l'afflux sanguin, et il était résulté de tout cela la formation d'un anévrysme faux.

Il fut traité et guéri par la ligature (1).

M. Chassaignac, dans sa thèse de concours, cite un cas d'anévrysme du front rapporté par M. Brodie dans la *Lancet* de 1829 (t. II, p. 559) ; nous en avons lu attentivement la relation dans l'original, et nous avons acquis la conviction qu'il s'agissait d'un anévrysme circoïde.

Il cite également un cas d'anévrysme de la partie supérieure du front rapporté par Pelletan dans sa clinique chirurgicale ; nous avons consulté cet auteur, et nous n'avons trouvé que des observations se rapportant à des tumeurs érectiles ou à des anévrysmes circoïdes ; ils ne peuvent donc rentrer dans notre cadre.

Nous terminerons cet exposé par une observation d'anévrysme variqueux de l'orbite, que nous avons trouvé dans la collection du *British médical journal*. On sait que les cas d'anévrysmes artérioso-veineux de la tête sont très rares ; nous croyons même que c'est la première fois qu'on en rapporte un, occupant ce siège.

1. M. Servier n'en dit pas plus long ; nous supposons que c'est la méthode d'Anel qui fut employée, mais il n'est pas permis de l'affirmer.

Observation XVIII

Anévrysme variqueux de l'orbite. Cas de M. Landsdown, chirurgien en chef de l'hôpital de Bristol (*British médical Journal* 1875, t. I, p. 736) traduite de l'anglais.

Mon malade, M. H..., fut blessé au côté interne de la paupière supérieure gauche par la rupture d'une bouteille d'eau de seltz. La paupière supérieure fut entamée par une plaie longue d'un demi-pouce ; les deux paupières furent distendues au maximum par l'épanchement de sang dans le tissu cellulaire, et une artère jetait du sang. Je rapprochai les bords de la plaie par une suture, et l'écoulement s'arrêta ; en peu de jours il parut guéri. Cependant, en l'espace de six semaines, l'œil devint proéminent, les paupières enflées, et les veines conjonctivales tortueuses et dilatées. En quelques semaines, on distingua une petite tumeur pulsatile, à l'angle interne de l'orbite, au-dessous de la cicatrice de l'ancienne blessure. On ordonna le repos et les remèdes usités pour modérer la circulation. On essaya de comprimer à l'aide d'un bandage le petit anévrysme contre la paroi interne de l'orbite, mais comme il n'en résulta que de la douleur, et que ce moyen ne faisait qu'enfoncer la tumeur dans l'orbite sans en arrêter les pulsations, on ne continua pas. A ce moment, des collègues, se fondant sur ce que les veines rétiniennes étaient aussi dilatées que les veines superficielles, crurent à un anévrysme profond et conseillèrent de lier la carotide Je préférai une opération exploratrice.

Le 18 février 1874. — J'ouvre l'ancienne plaie, mettant à découvert une petite tumeur globuleuse, pulsatile, avec une grosse veine tortueuse descendant et se dirigeant vers le fond de l'orbite. Entre l'œil et l'anévrysme, plusieurs vaisseaux plus petits entouraient le sac et rendaient l'opération difficile. Je liai de chaque côté de la tumeur le vaisseau qui l'entretenait et je fermai la plaie. Le quatrième jour, le sac fut extirpé. En une semaine, l'œil revint à son niveau normal, et le malade se rétablit parfaitement. Aujourd'hui, plus d'un an après l'opération, on ne peut voir de différence entre les deux yeux.

J'envoie ce cas pour montrer que la dilatation de la veine ophtalmique peut simuler un anévrysme profond de l'orbite. Ici, une communication entre l'artère nasale et la veine, suffisait à produire une difformité considérable. Le succès du traitement a prouvé l'exactitude du diagnostic ; il n'y avait pas de doute que le sac fût anévrysmal ; car, mis à découvert, il apparut blanc et brillant, gros comme un pois, et les pulsations cessèrent dès que l'artère fut liée. Il n'y avait aucun signe d'anévrysme intra-crânien, sauf l'exophtalmie, et la présence de veines dilatées ; il est maintenant certain que la communication artérielle distendait plus ou moins toutes les branches de la veine ophtalmique ; aussitôt qu'elle fut arrêtée, les veines reprirent leur état normal ; l'ophtalmoscope a démontré que les veines rétiniennes ont également repris leur aspect habituel.

IV. — PATHOLOGIE

Pour ce qui est de l'*étiologie* des anévrysmes externes de la tête, la lecture des observations précédentes nous montre de suite que presque toujours ils sont d'origine traumatique ; les trois premières observations qui se rapportent à des tumeurs développées sur des branches de la faciale semblent seules faire exception à cette règle. Mais, il est douteux que l'observation I (de Lussana) se rapporte bien, ainsi que le veut son auteur, à un anévrysme de la faciale ; ce n'est peut-être simplement qu'une tumeur érectile. Dans l'observation III, nous voyons que le malade n'a pu donner aucun détail précis sur l'origine de son affection. Reste l'observation II, dans laquelle M. Boinet n'assigne aucune cause traumatique à l'anévrysme dont il était porteur. Boyer, relatant un anévrysme de l'artère auriculaire postérieure, ne parle pas du mode de début. Nous ne pouvons donc pas nier d'une façon absolue l'origine spontanée des anévrysmes qui nous occupent, mais nous pouvons poser en règle générale qu'ils succèdent à un traumatisme.

Ces traumatismes peuvent être de natures fort diverses, et il n'est pas nécessaire qu'il y ait lésion ou solution de continuité des téguments : tantôt c'est un coup de poing, un coup de bâton, tantôt c'est une chute qui détermine l'apparition de la tumeur anévrysmale ; d'autres fois c'est une plaie par instrument tranchant. Cette tumeur ne se montre pas nécessairement aussitôt après l'accident ; dans la moitié des cas, elle n'est constatée que quelques jours, quelques semaines, une année même après le traumatisme, qui n'avait d'ailleurs pas déterminé de plaie.

Ainsi que nous l'avons dit dans le chapitre précédent, l'opération de l'artériotomie pratiquée sur l'artère temporale a été fréquemment suivie de l'apparition d'un anévrysme.

Nous dirons, pour compléter cette étiologie, que l'affection est plus fréquente chez l'homme, ce qu'explique très naturellement son origine traumatique ; et qu'elle semble avoir une prédilection marquée pour le côté gauche de la tête, sur quinze cas où le côté malade a été noté, nous ne trouvons que deux anévrysmes à droite. Ajouterons-nous que les anévrysmes externes de la tête sont très rares? La lecture de notre historique, et le petit nombre d'observations que **nous** avons pu découvrir, suffiraient à le prouver. Crisp, dans un relevé de 551 cas d'anévrysmes, en cite un seul développé sur la temporale.

La *pathogénie* de l'affection diffère suivant qu'il y ait eu ou non, lésion des téguments suivie de l'ouverture du vaisseau. Dans ce cas, on a un anévrysme traumatique primitif, c'est-à-dire un épanchement sanguin limité par la résistance des parties voisines, et plus tard par de la lymphe plastique. Lorsqu'il n'y a pas de plaie extérieure, le processus est différent et l'on doit supposer que plusieurs cas peuvent se présenter.

L'artère peut se rompre dans l'épaisseur des téguments ; une faible quantité de sang s'échappe dans le tissu cellulaire voisin ; une syncope, une compression bien faite, ou tout autre moyen ont arrêté l'hémorrhagie ; l'artère se cicatrise, le sang épanché se résorbe, et les choses rentrent en apparence dans l'état normal. Mais plus ou moins longtemps après l'accident, la cicatrice de l'artère cède, se laisse distendre, et il se produit un anévrysme dont le sac est formé par l'extension du tissu de la cicatrice (extension dont il y aurait peut-être lieu d'examiner la possibilité, quoiqu'elle soit admise par beaucoup de chirurgiens). Dans tous les cas, il s'agit d'un véritable anévrysme, mais comme le sac est formé par un tissu de nouvelle formation, l'anévrysme est appelé faux.

La cicatrice de la tunique externe résiste et ne se laisse pas distendre, mais le sang que ne retiennent plus les tuniques internes rompues, et qui se trouve au contact de la celluleuse cicatrisée, distend non plus la cicatrice, mais la celluleuse elle-même ; il se forme une poche qui se trouve constituée alors par une des membranes propres de l'artère, et au lieu d'avoir, comme dans le cas précédent, un anévrysme faux, nous avons alors un anévrysme mixte externe.

La cicatrice, au lieu de céder, et de se distendre, se rompt, et le sang s'épanche peu à peu aux environs de l'artère ; il y forme une tumeur pulsatile dont les parois sont formées par la condensation du tissu cellulaire ambiant ou par une membrane de nouvelle formation ; nous revenons à l'anévrysme faux.

Ces considérations, empruntées au remarquable article du *Dictionnaire encyclopédique des sciences médicales* rédigé par M. Léon Le Fort, nous semblent rendre parfaitement compte de la genèse de la plupart des cas rapportés plus haut. Il est pourtant des observations d'anévrysmes traumatiques, dans lesquelles il ne paraît pas y avoir eu ouverture du vaisseau, par suite pas de cicatrice, et dont les auteurs ont compris différemment le mode de développement. Dans l'observation V d'anévrysme de l'occipitale, M. Lane pense que les tuniques de l'artère eurent à souffrir du choc produit par le traumatisme, et que la perte de résistance de ces tuniques donna naissance à la dilatation du vaisseau. Dans l'observation XVII (anévrysme d'une branche de l'artère frontale), M. Servier explique le développement de la tumeur par la dilatation de la tunique externe plus résistante, consécutive à la rupture de la tunique interne causée par la violence exercée sur la région. Nous croyons que dans plusieurs cas, cette explication est la seule possible, dans ceux spécialement où l'on ne voit le traumatisme suivi d'aucune espèce de lésion.

La pathogénie des anévrysmes artérioso-veineux ne se prête ici à aucune considération particulière. Disons seulement que l'observation de Laugier prouve que la lésion des téguments n'est, pas plus que pour les anévrysmes artériels, nécessaire à la production de la maladie.

Voyons maintenant comment se présente un anévrysme externe de la tête ; on peut voir, par la lecture de nos observations, que presque toujours les symptômes sont les mêmes : une *description* de l'affection est donc possible.

Nous prendrons pour type l'anévrysme de la région temporale, qui est sans contredit le plus fréquent.

Aussitôt après l'accident, ou un temps variable après, le blessé, qui pouvait n'avoir observé aucune trace visible de son traumatisme, constate avec surprise la présence d'une petite grosseur au niveau de la partie lésée ; dans le cas de plaie préalable, c'est dans la plaie même qu'elle siège. Cette tumeur se développe graduellement et peut acquérir le volume d'une pomme ; plus souvent elle ne dépasse pas les dimensions d'une noix ; à sa surface la peau ne peut pas avoir changé de couleur, mais en général elle est rouge ; s'il y a eu plaie, on en trouve la trace, sous la forme d'une croûte. La tumeur présente un mouvement d'impulsion assez marqué pour frapper souvent au premier coup d'œil ; le toucher y fait sentir des battements isochrones à ceux du pouls, ils augmentent d'intensité, si on comprime au-dessus, pour demeurer au contraire, sinon pour disparaître complètement, lorsque la compression est exercée au-dessous, la tumeur est souvent réductible par la pression, et présente le phénomène de l'expansion. A l'auscultation, le bruit de souffle a été noté, mais non d'une manière constante.

L'affection est en général indolente ; pourtant il peut y avoir de la céphalalgie, des étourdissements même. Une douleur plus ou moins vive peut être provoquée par la pression. Le malade peut dans certains cas percevoir les battements de son anévrysme, au point d'en être incommodé.

Tel est le tableau général de la maladie ; mais la lecture de certaines observations nous montre qu'il peut offrir des variétés dont il faut tenir compte dans cet exposé.

La tumeur anévrysmale peut ne pas être unique ; dans l'observation de Malgaigne, il y en avait deux, voisines l'une de l'autre, et présentant les mêmes caractères. Dans l'observation XI, nous voyons que le malade offrait sur le trajet de l'artère temporo-frontale plusieurs dilatations lenticulaires en chapelet qui disparurent d'ailleurs en peu de temps ; la tumeur principale subsista seule.

Dans le cas de plaie primitive avec ouverture de l'artère, il peut y avoir, outre l'hémorrhagie immédiate, d'autres hémorrhagies se reproduisant dans la suite ; l'observation XII nous donne un exemple de cette complication qui aggrave le pronostic.

L'observation X nous montre quelques symptômes absolument exceptionnels, qui donnent au cas relaté une physionomie toute particulière, ce sont : le développement de la glande thyroïde, et des crampes dans le bras et la jambe du côté opposé à l'anévrysme.

Enfin notre observation personnelle présente un phénomène que nous n'avons trouvé noté dans aucune autre : c'est la transparence de la tumeur laissant apercevoir les caillots qu'elle contient, au point de faire croire à un sphacèle de la peau d'après la coloration noirâtre observée.

Le *diagnostic* d'un anévrysme artériel externe de la tête est en général facile ; les symptômes, que nous venons d'énumérer, aisément appréciables, suffiront à l'établir lorsque la tumeur siégera sur une artère superficielle. Il n'en sera plus de même quand le vaisseau atteint sera profond ; nous trouvons un exemple de cette difficulté de diagnostic dans l'observation V qui a trait à un cas d'anévrysme développé sur l'artère occipitale, dans sa portion sousmusculaire ; ici, pas de tumeur à l'extérieur, un bourdonnement continuel avait attiré l'attention du blessé, le doigt appliqué derrière l'apophyse mastoïde sentait la pulsation et faisait cesser le bruit ; l'auscultation faisait entendre un souffle d'une grande intensité, et cela dans toute l'étendue du crâne, cette diffusion du son était attribuée par le chirurgien à la bonne conductibilité des os sur lesquels le vaisseau reposait.

Nous dirons donc que dans le cas d'anévrysme profond, le toucher et l'auscultation feront éviter une erreur.

On distinguera les tumeurs érectiles aux caractères suivants : leur forme est aplatie, leur réductibilité est incomplète, et laisse distinguer une masse solide sous-jacente, les battements sont moins rudes que dans les anévrysmes, le souffle plus doux et plus faible, enfin leur consistance molle ne sera pas confondue avec la rénitence marquée des anévrysmes.

On a encore cité des cas dans lesquels un anévrysme de l'artère méningée moyenne, après avoir usé les os du crâne, avait pu simuler un anévrysme de la temporale. Dans ces circonstances, il faudrait, dit M. Follin, rechercher si la compression de la temporale arrête les battements de la tumeur, et s'il n'existe pas derrière elle une perforation osseuse.

La marche de l'affection est en général lente et le pronostic en est bénin, sauf dans le cas d'h morrhagies à répétition, ou de développement exagéré et rapide.

Tout ce qui précède s'applique aux anévrysmes artériels, il nous faut, pour être complet, dire quelques mots des *anévrysmes artérioso-veineux.* Les symptômes n'ont rien de spécial à la région, les veines sous-cutanées sont dilatées dans une grande étendue et offrent des bosselures irrégulières, molles, fluctuantes ; au toucher, on sent un frémissement vibratoire, et des mouvements d'expansion et de resserrement isochrones à ceux du pouls ; à l'auscultation, un souffle continu, avec redoublement, comparable au bruit de rouet ; la compression de l'artère entre le cœur et la tumeur fait disparaître ces signes.

Mais il est une affection qui se rapproche beaucoup, au point de vue symptomatique, de l'anévrysme variqueux ; nous voulons parler de l'anévrysme circoïde aussi appelé varice artérielle.

Nous ne saurions mieux établir le diagnostic différentiel des deux maladies qu'en reproduisant les conclusions du remarquable mémoire de M. Robert sur les anévrysmes circoïdes.

En résumé, dit cet auteur, dans l'anévrysme artérioso-veineux, les pulsations et le susurrus sont limités à la région blessée. La compression exercée dans un lieu convenable, mais restreint, peut les faire cesser, et affaisser la tumeur principale. Les autres tumeurs, quand elles existent, sont dues à des dilatations veineuses dans lesquelles ni battement, ni susurrus ne peuvent se développer, et qui tout au plus reçoivent l'écho lointain de la communication artériosoveineuse. Dans l'anévrysme circoïde, la maladie est partout homogène ; partout où elle existe, existent aussi les conditions génératrices des pulsations et des bruits ; aussi les perçoit-on dans toutes les bosselures du cuir chevelu ; toutes les parties de la tumeur sont solidaires ; aussi la compression limitée à un seul point ne suffit-elle pas pour faire disparaître les tumeurs et leurs signes ; il faut, pour obtenir ce résultat, arrêter d'emblée le cours du sang dans la carotide primitive. La marche de la maladie par elle-même fournit des éléments de diagnostic assez importants : ainsi, dans la varice artérielle, cette marche est toujours envahissante, quoique plus ou moins rapide ; au bout d'un temps variable, on voit survenir constamment des ulcérations rebelles et des hémorrhagies formidables ; dans l'anévrysme artérioso-veineux, au contraire, la tumeur principale une fois formée reste à peu près stationnaire ; l'accroissement ultérieur porte surtout sur les veines voisines qui se dilatent et forment des tumeurs indolentes, molles, fluctuantes ; cette altération présente une tendance remarquable à se généraliser à tout le système veineux sous-cutané du crâne, mais elle n'entraîne aucune conséquence funeste.

V. — TRAITEMENT

Doit-on traiter les anévrysmes externes de la tête ? Nous voyons Boyer conseiller de ne pas toucher à une petite tumeur anévrysmale de l'artère auriculaire postérieure, qui ne faisait pas de progrès. Mais dans toutes les autres observations, nous voyons les chirurgiens s'inquiéter de faire disparaître le mal et choisir entre les divers modes de traitements employés contre les affections de ce genre. Et en effet il nous semble qu'un anévrysme, même petit, même indolore, siégeant sur l'une des artères extérieures du crâne ou de la face, réclame un traitement, et que ce traitement doit être curatif. Car, sans parler de la difformité à laquelle elle peut donner lieu, la tumeur peut grossir, elle peut se rompre soit spontanément et par le fait d'une distension exagérée des tuniques affaiblies, soit à la suite d'une violence extérieure. Enfin une dernière considération est fournie par la facilité et l'innocuité du traitement dans la région que nous avons en vue.

Quel doit être ce traitement ? Broca pense que la plupart des méthodes peuvent être appliquées sans inconvénients sérieux : « On n'a, dit-on, que l'embarras du choix : toutes les méthodes me paraissent également inoffensives ; la méthode ancienne, elle-même, donnerait, selon toutes probabilités, des succès à peu près constants ». Il est visible, par les termes mêmes de cette dernière phrase, que Broca ne connaissait pas les résultats obtenus par la méthode ancienne, et par suite, ne pouvait pas conclure en faveur de tel traitement plutôt que de tel autre, n'ayant point d'éléments de comparaison suffisants. Assurément nous croyons qu'on peut, sans grand danger, appliquer la plupart des méthodes connues à la classe particulière d'anévrysmes qui nous occupe : les observations que nous avons réunies, où nous ne trouvons aucun exemple de terminaison fatale, le prouvent. Mais elles nous font voir aussi que, suivant que telle méthode avait été employée, le traitement n'a pas été également bien supporté, la guérison n'a pas présenté la même marche, ni le même caractère. Nous croyons donc que le choix de la thérapeutique à employer n'est pas indifférent, et nous voulons chercher si certaine méthode ne doit pas être préférée à d'autres. Pour cela nous ne nous appuierons sur aucune considération théorique, mais seulement sur les résultats fournis par les observations relatées.

Prenons d'abord les anévrysmes artériels. Les méthodes qui sont employées peuvent se ranger sous sept chefs :

1° Compression ;
2° Galvano-puncture ;
3° Injections coagulantes ;
4° Suture entortillée ;
5° Ligature de la carotide ;
6° Ligature de l'artère anévrysmatique ;
7° Méthode ancienne.

Compression. — L'observation II nous montre un succès dû à cette méthode ; il s'agit d'un anévrysme de la coronaire labiale inférieure qui disparaît à la suite de la compression digitale exercée sur la faciale une ou deux heures par jour, et cela durant deux mois, il ne reste plus qu'un peu d'empâtement. Ajoutons que le malade était lui-même chirurgien, ce qui explique en partie le succès de la méthode.

Dans les observations IV, V, et XV, nous voyons qu'avant d'essayer tout autre moyen, on a fait de la compression avec des bandes élastiques, des appareils divers. Elle fut plus ou moins bien supportée, mais ne donna aucun résultat sensible ; il fallut avoir recours à un autre mode de traitement.

Cette méthode nous semble donc devoir être rejetée ; elle ne produit que de la gêne, de l'inflammation même. Cependant, chez un malade intelligent et pusillanime, on pourrait la tenter, surtout si le siège de l'affection était le même que chez M. Boinet.

Galvano-puncture. — Nous n'avons qu'un seul exemple de cette méthode dans l'observation VII ; on ne peut donc pas juger de sa valeur. L'opération dura 12 minutes et fut très douloureuse ; la guérison fut complète au bout de quelques jours. Le manuel opératoire est rapporté dans l'observation.

Injections coagulantes. — Cette méthode compte des succès. Dans les observations 1 et VIII, d'origine italienne, le liquide injecté fut l'acétate ferrique pur. Nous rappelons encore les réserves faites au point de vue du diagnostic dans l'observation I. — Dans les deux cas la tumeur ne disparut pas entièrement ; au bout de six semaines elle était solidifiée et diminuée de volume, mais encore sensible. L'observation XI nous montre que le même résultat a été obtenu avec le perchlorure de fer, mais dans l'observation XV, qui est particulièrement intéressante, nous voyons que l'injection coagulante, pratiquée avec le même agent, ne donna qu'une guérison momentanée ; au bout de deux mois, une tumeur érectile se développait à la place de l'anévrysme. L'auteur de l'observation explique ce fait par l'exagération de la circulation collatérale dans les capillaires cutanés, activée par les travaux pénibles auxquels se livrait le sujet ! La coagulation avait été toute locale, et la guérison même de l'affection primitive avait été la cause de l'accident consécutif.

On le voit, cette méthode est parfois infidèle ; toutefois, elle doit, croyons-nous, donner le plus souvent de bons résultats. Rappelons, qu'à la suite d'expériences faites sur les chevaux, M. Giraldès a établi que, pour avoir un caillot solide et adhérent, il faut employer le perchlorure de fer pur à 30°, et non dilué. Quant au manuel opératoire, le voici en quelques mots : on ponctionne la tumeur avec un trocart fin ; pour s'assurer qu'on est dans la poche, on retire le poinçon, et le sang s'échappe ; on comprime l'artère des deux côtés, et on visse la seringue ; il suffit d'injecter trois ou quatre gouttes, on malaxe la tumeur et on voit si elle est devenue solide. La compression entre le cœur et l'anévrysme doit être continuée un quart d'heure.

Suture entortillée. — Nous n'en avons qu'un exemple, fourni par l'observation XVI de Malgaigne. La guérison fut complète, au bout d'un mois il n'y avait plus trace de l'affection. Mais le jour de l'opération, le patient éprouva jusqu'au soir de vives douleurs ; quelques jours après, il fallut étreindre de nouveau la tumeur, ce qui fut la source de nouvelles douleurs très intenses qui mirent plusieurs jours à disparaître.

En somme, l'opération a été couronnée de succès ; mais elle a été la cause, du côté de la sensibilité du sujet, de symptômes assez sérieux.

Ligature de la carotide. — Nos observations renferment deux cas dans lesquels cette opération a été pratiquée. Dans le premier (obs. V), il s'agit d'un anévrysme profond de l'occipitale, siégeant sous les muscles. On comprend qu'ici, la compression ayant échoué, on ne pouvait guère attaquer directement la tumeur. La ligature de la carotide primitive ne fut pas suivie d'un plein succès; le sang revint dans la poche par une anastomose fournie par la cervicale profonde; une aiguille fut passée sous cette artère, et on essaya de la comprimer entre l'aiguille et la peau, au moyen d'une suture entortillée; mais la suppuration qui suivit força d'enlever la suture. L'état du malade fut sensiblement amelioré; un an après il était guéri.

Dans le deuxième cas (obs. X), nous trouvons un anévrysme de la temporale gros comme une pomme et s'accompagnant de développement de la glande thyroïde, et de crampes dans les membres inférieurs; tout est donc anormal, les dimensions de la tumeur, et les symptômes généraux. Six semaines après la ligature de la carotide primitive, l'anévrysme avait diminué de volume et ne présentait plus de battements.

Ainsi que ce résumé le montre, ce sont là deux cas sortant de l'ordinaire; dans le premier, la ligature de la carotide nous paraît être une méthode absolument rationnelle. Dans le dernier, peut-être aurait-on pu avoir recours à la méthode ancienne, ou à l'extirpation.

Ligature de l'artère malade. — Dans l'observation XVII nous disons qu'un anévrysme d'une branche de l'artère frontale fut traité par la ligature. L'auteur ne s'explique pas autrement; sans doute il s'agissait de le méthode d'Anel; la guérison fut parfaite. Il est évident que lorsqu'on a fait le choix de cette méthode, il faut lier le plus près possible de la tumeur, à cause des nombreuses anastomoses que présente la région. Cette fréquence même des branches vasculaires établissant une communication trop facile entre les différentes artères du crâne nous semble devoir faire rejeter la méthode d'Anel.

Méthode ancienne. — On sait en quoi elle consiste : après avoir comprimé au-dessus et au-dessous, on incise le sac, on le vide, puis on lie les deux bouts de l'artère. Dans le cas rapporté dans notre observation IV, c'est à ce mode de traitement que s'étaient arrêtés les chirurgiens ; malheureusement nous ignorons quel en a été le résultat. L'observation XII nous montre que la même méthode, appliquée à une tumeur de la région temporale, a pleinement réussi ; au bout de quinze jours la plaie était cicatrisée.

Mais il est une modification de cette méthode ancienne, connue sous le nom de méthode de Purmann ; elle consiste dans l'excision de la tumeur anévrysmale, suivie de la ligature des deux bouts de l'artère qui l'entretenait.

Notre travail renferme trois exemples de ce traitement ; dans l'observation III, il s'agit d'un anévrysme de la coronaire labiale inférieure ; au bout de trois jours, il n'y en avait plus trace. Dans l'observation IX, c'est un anévrysme de la temporale, gros comme un œuf de pigeon ; la cicatrisation est obtenue en onze jours. Enfin dans le cas que nous avons nous-même observé (obs. XIII), la guérison fut parfaite ; un léger érysipèle vint seulement retarder la sortie du malade.

En somme nous voyons que cette méthode n'a donné que des succès, c'est pourquoi nous n'hésitons pas à la recommander de préférence aux autres, toutes les fois que l'on est en présence d'un anévrysme se rapprochant du type général que nous avons décrit, c'est-à-dire d'un anévrysme superficiel dont les dimensions ne sont pas exagérées.

Le manuel opératoire est des plus simples. La compression étant établie des deux côtés de la tumeur, on fait autour de celle-ci une incision circulaire, on la dissèque, et on l'énuclée. Faisant interrompre la compression, on voit d'où vient le sang, et on porte des ligatures en ces points (1). Lorsque la tumeur est petite, ce qui est le cas le plus général, tout cela est très vite fait et il n'est pas nécessaire d'endormir le malade. On ferme la plaie, et on applique le pansement.

Voici les avantages que nous trouvons à cette méthode : en dehors de la douleur momentanée résultant de l'excision de la tumeur, douleur qu'on peut éviter par l'anesthésie, le malade ne souffre pas ; aucune réaction générale ne suit l'opération, comme nous avons vu que cela arrivait dans le cas de suture entortillée. Il n'y a pas à craindre le développement d'une tumeur érectile, comme la méthode des injections coagulantes nous en a offert un exemple ; les capillaires de la peau sont sectionnés et oblitérés. La guérison est absolue ; il ne restera plus ni empâtement, ni induration, puisque la tumeur a été enlevée. On le voit, la méthode de Purmann, appliquée aux anévrysmes externes de la tête (artériels), n'a aucun des inconvénients que nous avons trouvés dans les autres méthodes ; et d'autre part, nous ne voyons pas qu'elle présente quelque désavantage qui lui soit propre. Enfin l'expérience lui est favorable.

1. On pourrait encore avant que le sac fût complètement énucléé, reconnaître les deux bouts de l'artère, les lier, puis les couper entre la ligature et le sac ; on enlèverait ensuite ce dernier.

Ainsi donc : facilité du traitement, disparition totale du mal ; tels nous semblent être les motifs que plaident en faveur de l'extirpation.

Nous ne ferons d'exception que pour le cas d'anévrysme profond difficilement accessible ; alors le chirurgien se guidera sur la situation et les dimensions de la tumeur ; en examinant en particulier chacune des méthodes en usage, nous avons déjà touché ce point de la question.

Un mot maintenant du traitement des *anévrysmes artérioso-veineux*.

Ici les données de l'expérience sont fort peu nombreuses. Dans le cas de Laugier, la malade mourut en couches, avant qu'on eût pu songer à traiter son anévrysme. Dans le cas de Moore, la guérison d'un anévrysme de la région temporale fut obtenue par la ligature de l'artère et de la veine entre le cœur et la tumeur. L'observation XIV nous montre un anévrysme de la même région guéri par la méthode ancienne, la ligature de la carotide primitive n'ayant donné qu'une amélioration momentanée. Enfin dans l'observation XVIII, il s'agit d'une communication entre l'artère nasale et la veine ophtalmique, ayant donné naissance à un anévrysme variqueux qui fut traité par l'extirpation du sac, précédée de la ligature des vaisseaux qui y amenaient le sang.

Il semble donc que la méthode ancienne doive ici aussi donner de bons résultats ; toutefois la rareté des exemples que la science possède de cette affection dans la région que nous avons en vue, ne permet pas de faire de cette méthode une règle absolue de traitement. Nous croyons, avec M. Follin, que lorsqu'aucun accident grave ne menace la vie, il faudra essayer la compression au niveau de la communication vasculaire ; dans le cas d'insuccès, on pourrait lier l'artère des deux côtés de la perforation. Mais il est des régions où la compression est impossible : telle est la région parotidienne, nous avons vu (obs. XVIII) qu'elle fut très pénible à l'angle interne de l'œil. Dans ces cas, si l'on veut agir, nous recommanderions encore la méthode ancienne ou la méthode de Purmann.

CONCLUSIONS

A la suite d'un traumatisme superficiel de la tête, on doit toujours craindre le développement d'un anévrysme.

D'une façon générale, le meilleur mode de traitement de ces anévrysmes est l'extirpation.

Imp. A. DERENNE, Mayenne. — Paris, boulevard Saint-Michel, 52,